COMMENT ON PEUT

GUÉRIR LA GOUTTE

COMMENT ON PEUT

GUÉRIR LA GOUTTE

SIMPLES OBSERVATIONS

PAR

JULES FREY

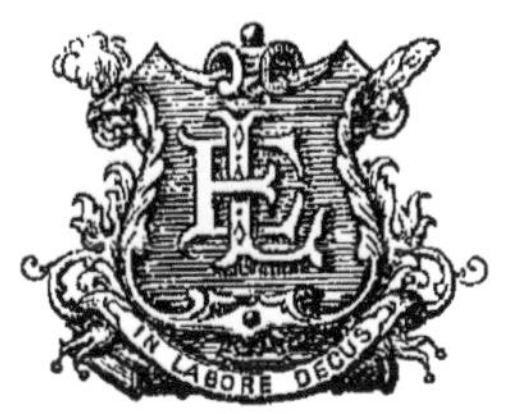

PARIS
F. LACHAUD, LIBRAIRE-ÉDITEUR
4, PLACE DU THÉATRE-FRANÇAIS
1869

LA GOUTTE! il vaut mieux la boire que de l'avoir.

Nous avons tous entendu cette triviale réflexion.

Si nous la rappelons ici, ce n'est pas que nous la trouvions spirituelle à aucun degré; mais c'est parce que, — malgré cette trivialité qui l'a rendue populaire, — elle exprime un idée juste, et témoigne, sous une forme burlesque, mais vraie, une pensée d'humanité.

Il est à remarquer que ce n'est jamais sans motif ni raison que le public s'empare, en la travestissant, d'une phrase sérieuse, pour en faire un proverbe plaisant ou un simple dicton.

COMMENT ON PEUT

GUÉRIR LA GOUTTE

Il y a des gens qui feront sans doute cette réflexion : Au lieu de nous dire comment on peut guérir la goutte, ne vaudrait-il pas mieux nous apprendre comment on pourrait s'en préserver?

C'est bien vrai; d'autant plus vrai, pour nous, que nous avons toujours pensé qu'il valait mieux prévenir la maladie que d'avoir à la combattre.

Mais ce serait peu connaître les hommes que de les croire capables de raison en ce qui touche leur santé.

Quant au mal, on en rit, tant qu'on ne le sent pas ; on l'oublie, quand on ne le sent plus.

Témoin l'homme qui ne pense plus aujourd'hui au cruel mal de dents dont il souffrait hier.

Témoin la femme qui, le lendemain de sa délivrance, n'a plus conscience des douleurs de l'enfantement.

*
* *

N'ayant donc rien à dire utilement de la maladie passée ou à venir, — parce que l'une étant oubliée et l'autre encore inconnue, nous serions réduit au rôle de cette pauvre Cassandre qui disait la vérité à tout le monde et à qui personne ne croyait, — parlons de la maladie déclarée à ceux qui ont malheureusement intérêt à nous écouter.

*
* *

Qu'est-ce que la goutte?

En philosophie, c'est une des punitions les plus terribles dont la nature frappe tôt ou tard l'homme qui, par négligence ou forfanterie, néglige d'observer les lois hygiéniques que lui impose la conservation de sa santé.

*
* *

En médecine, la goutte est la conséquence d'une altération spéciale de la nutrition.

Quel est le résultat de cette altération ?

C'est la privation du libre exercice des mouvements.

*
*

Peut-on guérir la goutte ?

Oui, si elle n'a déjà, par ses attaques répétées, porté la désorganisation dans aucune des parties du corps.

*
* *

A ceux qui ne connaissent pas ce terrible fléau, nous ne pourrions que signaler, et très-vaguement, les ravages qu'il occasionne ; — quant aux souffrances qu'il fait endurer, nous n'entreprendrons pas de les expliquer, car toutes nos descriptions, aussi complètes que possible, n'en donneraient pas une idée perceptible.

Aux goutteux, nous n'avons rien à apprendre, ils en savent plus que tous les docteurs; une douloureuse expérience ne les renseigne que trop fréquemment sur ce triste sujet.

*
* *

Avant de parler de *la goutte* et de son traitement, il n'est pas sans intérêt peut-être d'en révéler l'origine.

Cette origine ne se perd pas dans la

nuit des siècles, comme celle de toutes les choses auxquelles on ne peut pas assigner une date certaine.

*
* *

La goutte est venue au monde le jour où, méconnaissant la lòi de Dieu, l'homme partagea la société en deux catégories et créa des maîtres et des esclaves; — c'est-à-dire des hommes qui ne font rien et des hommes qui travaillent.

*
* *

Cette démarcation inique, abus de la force et de la violence, entre des hommes issus du même limon, ne fut pas le résultat brutal d'une révolution soudaine.

Œuvre du temps, elle se révéla, dès l'enfance des sociétés, s'accentua peu à peu, successivement, au fur et à mesure que s'affirmaient les progrès de la civilisation.

La goutte est née de la civilisation.

*
* *

Hérésie! hérésie! — blasphème peut-être, — s'écrieront les apôtres du progrès.

*
* *

Expliquons-nous.

Que nous apporte la civilisation?

Un plus grand développement de lumières; — une plus intelligente application du savoir; — une plus grande somme de liberté: — soit.

Mais là, franchement, la main sur la conscience, que lui demandons-nous surtout et avant tout?

Soyons sincères, nous lui demandons... la satisfaction de nos besoins naturels.

Et elle nous la donne.

*
* *

C'est-à-dire qu'elle nous fournit les moyens d'acquérir la richesse, et que la richesse procure le repos ou la faculté de ne rien faire, — et la bonne table, c'est-à-dire une nourriture succulente; deux choses, — le repos et la bonne table, — qui prédisposent à la corpulence, dont le résultat peut être la goutte.

*
* *

De déduction en déduction, il est donc évident que c'est la civilisation qui nous a donné la goutte; — mais hâtons-nous d'ajouter qu'elle nous a fourni aussi les moyens de la combattre.

*
* *

Nous avons dit page 5 que la goutte

était la conséquence d'une altération spéciale de la nutrition.

A quoi est due cette altération?

A un excès d'*acide urique* dans le sang.

On appelle *acide urique* un corps d'un blanc jaunâtre qui existe dans les calculs urinaires de l'homme et dans les articulations des goutteux. — Quand cet acide, qui est peu soluble, s'accumule avec excès dans le sang, il en vicie le fluide nourricier, et, contrariant la distribution à chaque tissu des molécules nécessaires à son entretien, il porte le trouble dans l'organisme et prépare fatalement l'homme à devenir goutteux.

*
* *

Remarquons, en passant, sans vouloir humilier l'homme civilisé, que les peuples primitifs, et encore aujourd'hui les sauvages qui vivent dans leurs forêts, à la grâce de Manitou, couchant sur un lit de feuillée, souvent sans autre abri que le pavillon du ciel, buvant l'eau du torrent, mangeant le fruit du bananier, ou le gibier de leur chasse, les sauvages, disons-nous, ne savent pas ce que c'est que *la goutte.*

*
* *

Il y a plusieurs sortes de gouttes.

Une seule suffirait bien, car la moins cruelle ne vaut rien du tout.

Dans la goutte *larvée*, les articulations se déforment ; les muscles perdent de leur volume, et les fonctions digestives sont suspendues.

Cette goutte, — plus grave que la goutte régulière, — est souvent accompagnée de la *gravelle*.

Elle se transforme quelquefois en *migraine ou en étouffements ou en bourdonnements d'oreilles*.

Et il arrive encore que ces symptômes alternent entre eux, comme pour soumettre le pauvre malade à tous les genres de douleurs.

Comment un homme, bien prévenu, n'emploie-t-il par toutes les mesures d'hygiène qu'on lui indique pour se soustraire à ces fléaux.

*
* *

La goutte *remontée*, — ainsi que l'indique son nom, — est le fait de la crise qui porte l'acide urique vers le cerveau ; elle est souvent, foudroyante ; — elle frappe, comme une attaque d'apoplexie.

L'homme frappé est mort.

*
* *

La goutte *chronique* présente à l'œil le plus indifférent un spectacle digne de toutes les pitiés.

Le malheureux qui en est atteint a toutes les articulations couvertes de boursouflures et d'aspérités ; — plus de locomotion possible, plus de gestes, plus de mouvement ; mains qui ne touchent plus, pieds qui ne marchent pas, voix sans écho, cadavre inerte, dont le cœur vit encore pour souffrir.

Et cet homme est dans cet état, parce

qu'il n'a pas énergiquement combattu son premier accès de goutte.

*
* *

Une vérité triste à dire, — mais qu'il faut dire et répéter précisément parce qu'il serait dangereux et même coupable de la déguiser, — c'est qu'une personne qui a subi une première attaque de goutte est toujours à la veille d'en subir une autre.

C'est une prédisposition.

On peut combattre le mal déclaré, mais contre une prédisposition, que faire ?

Il n'y a pas deux moyens.

Il n'y en a qu'un, c'est de prévenir les

causes de développement de cette prédisposition.

Et ce n'est pas impossible.

Pour cela le goutteux devra maintenir ses sécrétions dans toute leur activité et éviter les constipations opiniâtres.

L'oubli de ces deux précautions provoquerait infailliblement une attaque de goutte.

*
* *

Une autre vérité, mais plus consolante, c'est que si, même avec l'emploi des plus grandes précautions et l'observance des règles les plus sévères de l'hygiène, le goutteux ne guérit pas radicalement, il pourra au moins neutraliser les effets de la maladie ; — il ne souffrira plus.

L'absence de la douleur, c'est presque a guérison.

*
* *

Les attaques de goutte sont plus communes au printemps qu'en toute autre saison. A quoi faut-il attribuer cette particularité ? Peut-être aux brusques variations de la température qui déterminent des refroidissements, cause première de presque tous les accès de goutte ; — à l'alimentation plus copieuse que l'on prend en hiver ; — à la rareté des fruits, dont la consommation si convenable aux goutteux est difficile en cette saison ; — enfin à une abstinence plus ou moins absolue d'exercice.

Que l'on ne mange pas de fruits en hiver, cela se comprend ; il n'est pas toujours facile de s'en procurer.

* *
*

Mais qu'on se calfeutre chez soi, parcequ'il fait froid dehors ;

Qu'on se livre à une nourriture succulente, exagérée, sous prétexte qu'il est agréable d'être le dos au feu, le ventre à table, voilà qui est d'une bêtise inexcusable.

Sans vivre en Spartiate, ou en Lucullus, on peut se maintenir dans un juste milieu de bonne chère, entre le beaucoup trop et le pas assez.

Quant au froid, si grand qu'il soit, le goutteux peut le braver s'il est bien couvert ; — un peu d'exercice forcé lui serait plus salutaire que de digérer paresseusement dans son fauteuil.

*
* *

Sydenham a écrit quelque part que la

goutte tue plus de gens d'esprit que de sots, plus de riches que de pauvres, plus de gras que de maigres.

Il n'a pas voulu faire de la bêtise, ni de la pauvreté, ni de la maigreur un titre exclusif à la jouissance d'une bonne santé.

Mais il a voulu démontrer que la vie trop sédentaire des hommes d'étude, le régime trop succulent des riches, et la corpulence des gens obèses sont autant de prédispositions aux accès de goutte.

*
* *

La goutte est une maladie qui a un caractère particulier.

Elle varie suivant le tempérament de ceux qui en sont affectés.

Mais qu'elle s'attaque à un homme sanguin ou à un homme bilieux, son essence est toujours la même.

Il faut remarquer, — et nous souhaitons que notre remarque soit une consolation pour ceux qui en souffrent, — que ceux qu'elle frappe sont presque toujours des gens d'esprit.

*
* *

On dit généralement, — et c'est par jalousie, croyez-le bien, — que les goutteux sont des gens gourmands.

Ah! s'ils n'étaient que gourmands, ils mangeraient de tout, brutalement, avec avidité et même avec excès, et le plus grand risque qu'ils pourraient courir serait de se donner une *bonne* indigestion; — on connaît le remède à ce malaise.

Mais ils sont gourmets, c'est-à-dire qu'ils choisissent le vin qu'ils vont boire, le mets qu'il vont manger; ils le dégustent avec recueillement, le consomment avec onction, le digèrent avec calme, l'œil mi-clos... là...

*
* *

La nourriture, prise dans ces conditions,

s'assimile mieux à nos organes, disons même qu'elle s'assimile trop bien, car, en raison de sa *copiosité*, elle participe à la formation de l'acide urique dont nous avons parlé page 11.

En résumé, si la gourmandise n'était pas un certificat de sottise, mieux vaudrait, pour la santé, être gourmand que gourmet.

*
* *

Il n'est pas de goutteux qui ne se dise, à la première attaque qui vient le surprendre : Je voudrais bien savoir où j'ai pu attraper ça?

Sans chercher longtemps, il pourrait se répondre qu'il a attrapé ça par la faute de son cuisinier qui sait, à force d'artifice, le faire manger quand il n'a pas faim.

Nous avons deux cuisiniers ; — le vrai, le seul bon, c'est l'appétit; l'autre, en veste blanche, c'est le bourreau du corps.

*
* *

Le premier accès de goutte surprend presque toujours sa victime, la nuit, par une douleur dans le gros orteil, à la suite d'un refroidissement, comme pour lui faire comprendre que désormais elle n'aura pas le libre exercice de ses mouvements.

Le résultat de cette première attaque est une grande agitation, souvent une fièvre ardente, une impatience de tout bruit, un gonflement de la partie malade, devenue rouge et brûlante.

Dans le paroxysme de la douleur, il y a beaucoup de gens d'esprit qui aimeraient mieux n'être que des gens bêtes.

*
* *

Nous avons dit que *la goutte* est une maladie qui a un caractère particulier ; eh bien ! les goutteux ont aussi un caractère qui leur est propre.

Ils résistent toujours à l'avertissement d'une première attaque.

Ils cherchent un nom à donner à la maladie qui les surprend.

Ils l'appelleront douleur aiguë, sueur rentrée; ils iront même jusqu'à dire que c'est un peu de rhumatisme.

Mais avouer que c'est *la goutte*... jamais... Un goutteux surnuméraire n'en conviendra que le jour où, vaincu par les attaques réitérées de l'impitoyable maladie, il ne pourra plus se dérober à l'évidence.

Alors, bien sûr de son fait, il se résignera, il parlera de sa satanée goutte; il affectera même de prendre son mal en philosophe; il fera complaisamment la remarque que *la goutte* attaque plutôt les gens d'esprit que les sots, et les gens du monde de préférence aux pauvres diables.

Un grain de vanité sera sa consolation.

*
* *

Cependant, si consolante que puisse être la pensée de ressembler à un homme d'esprit et à un homme du monde, il arrive un moment où la douleur, plus forte que la vanité, triomphe de notre misérable nature et nous fait appeler au secours.

*
* *

Tâchons de répondre à cet appel du

goutteux, qui ne croit à rien quand il ne souffre pas, qui doute même de sa maladie quand elle ne le tourmente pas... Mais vienne la douleur, alors il prendra de toute main, il écoutera tous les conseils, essayera de tous les remèdes, surtout des remèdes de bonnes femmes.

C'est si bon d'espérer guérir quand on souffre.

*
* *

A défaut de remèdes, parlons des conseils de bonnes femmes.

* * *

Quand on parle de *la goutte*, on dit généralement qu'on peut calmer ses accès, mais qu'il est impossible de la guérir.

Pour expliquer cette opinion, — que nous croyons être une erreur, — il faut remonter aux premiers jours de la thérapeutique.

La goutte, en ce temps-là, était considérée comme un mauvais génie qui choisissait un corps pour domicile.

On était possédé de la goutte, comme au quinzième siècle on était possédé du démon.

Les médecins, pour la chasser, employaient les saignées, les vésicatoires, les sétons, les moxas.

Ils ne réussissaient jamais à détruire la maladie, mais ils tuaient assez régulièrement le malade.

Il n'en fallut pas davantage pour accréditer cette erreur : que *la goutte* était incurable.

*
* *

Elle est incurable, sans doute, quand on lui a laissé le temps de porter ses ravages dans l'organisme.

Elle est incurable comme peut l'être toute

maladie arrivée à sa dernière période.

Elle est incurable surtout, parce que le malade, après quelques jours de traitement, se fatigue des précautions qu'il prend, regrette la satisfaction d'habitudes contractées depuis longtemps... Une fois n'est pas coutume, se dit-il pour s'encourager, et il se risque à boire un verre de vin, mais de bon vin, une larme d'eau-de-vie... une fois n'est pas coutume, dit-il encore pour s'excuser.

Cette petite débauche a suffi pour détruire le bon effet du traitement sagement commencé et si étourdiment interrompu. Voilà souvent comment et pourquoi la goutte est incurable.

*
* *

Un des plus simples et par conséquent un des meilleurs moyens pour se conserver en bonne santé est de *ne pas manger trop, ni s'exercer trop peu*. C'est Hippocrate qui a dit cela.

Eh bien ! la mise en pratique de ce précepte recommandée à tout le monde, devrait être imposée d'autorité aux goutteux.

*
* *

Mais, en prenant de l'exercice, dira-t-on,

on provoque l'appétit, et l'appétit sollicite la nourriture.

Cette nourriture prise avec appétit ne peut-elle pas être contraire au régime imposé au goutteux ?

Non, si le goutteux se soumet au précepte d'Hippocrate.

.Il ne faut pas se reposer que quand on a épuisé toutes ses forces, de même qu'on ne doit pas ne quitter la table que quand on ne peut plus manger.

*
* *

Un homme qui voudra bien régler son regime devra pouvoir se dire en quittant la table : Je mangerais bien encore. — On appelle cela : rester sur sa faim.

C'est bien ; — mieux encore est de rester sur sa soif.

*
* *

La plus saine alimentation pour les goutteux est une nourriture composée mi-partie de viande et mi-partie de légumes.

Les viandes blanches, — telles que celles du veau, du poulet, de l'agneau, du chevreau, — leur conviennent mieux que les viandes noires.

Les végétaux qu'ils devront choisir sont

les légumes frais, des fruits secs ou confits, et, dans la saison, des fruits bien mûrs.

Quant aux corps gras et aux fécules, les goutteux devront en user très-sobrement.

*
* *

Sous prétexte de se mettre à un régime léger, des goutteux ne se nourrissent que de végétaux. — C'est une faute.

Ce serait une faute encore, s'ils ne vivaient que de viande.

Les légumes, en général, renferment des substances féculentes qui prédisposent à l'obésité les personnes d'un acabit ordinaire, et qui la développent chez les personnes déjà grosses ; c'est un inconvénient toujours à redouter pour les goutteux.

*
* *

L'alimentation par les viandes exclusivement présente un inconvénient d'un autre genre qu'il faut éviter avec autant de soin que l'alimentation végétale exclusive.

Les viandes, — surtout les viandes noires ou rouges, telles que celles du bœuf, du mouton, du porc, du cheval, du lièvre, du chevreuil, du canard, de l'oie, de la perdrix,

— sont trop azotées, trop nutritives, pour les goutteux.

*
* *

Triste à dire, plus triste à mettre en pratique, mais raisonnable :

Le goutteux ne doit pas boire de vin pur.

La seule boisson qui lui convienne, c'est l'eau rougie, dans la proportion d'un tiers de vin et de deux tiers d'eau (1).

---

(1) L'eau que boira le goutteux, prise pure ou mélangée de vin, devra être choisie avec soin. — L'eau la moins bonne pour les goutteux est l'eau calcaire, parce qu'elle porte des sels qui, en s'agglomérant, peuvent former des calculs urinaires, autrement dit de petits cailloux, premiers germes de la gravelle.

On peut y mêler du bicarbonate de soude dont le médecin indiquera la quantité, suivant le tempérament du sujet et la cause de la maladie.

*
* *

Quant aux liqueurs alcooliques généralement quelconques, elles sont défendues aux goutteux, de la façon la plus absolue.

Est-ce une si grande privation que de s'abstenir d'un liquide qui, lorsqu'il est sobrement pris, — peut, il est vrai, rendre service à l'homme bien portant par une production immédiate de force musculaire, — mais dont les effets sont funestes aux goutteux? — car l'effet de l'alcool est de surexciter le système nerveux, de troubler le sommeil...

Les goutteux n'ont pas besoin de ça.

*
* *

Mais le café, pour les goutteux?

Dans notre petite brochure : *Méthode pour prolonger la vie*, nous avons dit que le café pouvait être considéré comme un moyen de longévité.

Nous ne craignons pas de dire aujourd'hui que le café est bon pour les goutteux; et nous le disons avec d'autant plus d'assurance que ce n'est pas nous, — personne n'en doutera, — qui avons découvert cette propriété au café.

* * *

La propriété que possède le café de rendre plus aqueux les produits des sécrétions conduit le docteur Petit, dit M. Figuier, à conseiller cet agent pour combattre *la goutte, la gravelle* et les *affections calculeuses* (1). —

(1) Ce sont des concrétions pierreuses qui se forment dans certains organes.

Il est d'accord, sur ce point, avec M. Trousseau qui le recommande, en pareille circonstance, et qui rappelle, à ce sujet, que *la goutte* et *la gravelle* sont presque inconnues en Orient et aux Antilles, où l'on fait une si énorme consommation de café.

A ces témoignages nous croyons qu'il n'y a rien à ajouter, sinon que nous sommes heureux d'avoir pu dire quelque chose d'agréable aux goutteux pour les consoler des autres privations qui leur sont imposées.

*
* *

L'exercice est une excellente thérapeutique pour les goutteux.

Le Fabuliste a dit qu'une goutte bien tracassée est à moitié pansée.

Eh bien! rien n'est plus facile que de la tourmenter, puisque soit à pied, soit à cheval, l'exercice que l'on prend peut préserver de la goutte les personnes qui ont quelques raisons d'en craindre les attaques, et soulager, peut-être même guérir, celles qui en ont déjà ressenti les atteintes.

Le résultat de l'exercice est de rendre la circulation du sang plus active, la nutrition plus parfaite, et par conséquent les excrétions plus complètes.

Le défaut d'excrétion, on le sait, est ce qui forme dans le sang un excès d'acide urique qui engendre la goutte.

*
* *

Il y a des goutteux qui ne peuvent prendre d'exercice ni à pied, ni à cheval ; à ceux-là nous conseillerons la gymnastique de chambre. — Bien dirigé, ce genre d'exercice peut être très-efficace.

Il consiste à manœuvrer des poids d'un volume en harmonie avec la vigueur du sujet. Comme il ne s'agit pas, dans l'espèce, de faire des tours de force, mais seulement de prendre de l'exercice, les poids peuvent être très-légers ; le résultat sera le même, si l'exercice est pris avec une certaine ardeur.

Il y a même une gymnastique, sans poids ni engins quelconques, qui réussit très-bien.

Le sujet, les poings fermés, pousse alternativement chacun de ses bras en avant, horizontalement, comme s'il voulait porter un coup droit, puis il les ramène brusquement; quand il a renouvelé cet exercice plusieurs fois, il porte ses poings toujours bien fermés, verticalement, de bas en haut.

Cette gymnastique simple, presque naïve, puissamment aidée par la force de la volonté, suffira pour imprimer au sang une circulation plus rapide et produire tous les bons effets d'une gymnastique plus remuante; l'exercice étant proportionné à la force du sujet, le résultat de l'exercice se fait sentir aussi proportionnellement sur son économie.

*
* *

Un signe précurseur de la goutte est la constipation et une manifestation de difficulté dans la transpiration.

Que faire alors?

Nous en connaissons qui, en pareil cas, viennent en aide à la nature, au moyen d'un remède ou d'un purgatif.

*
* *

Un goutteux devra prévenir tous les cas de refroidissement.

Le meilleur préservatif des refroidissements, c'est la flanelle.

Toutes les bonnes choses ont leur contradicteur.

La flanelle étant, — dans des cas donnés, — mieux qu'une bonne chose, devait rencontrer plus que des contradicteurs.

Elle a rencontré des moqueurs.

*
* *

Ces moqueurs ne sont autres que des disciples honteux qui, sans nier ses bienfaits, rougissent de les confesser.

*
* *

Nous avons dit qu'un homme prédestiné à la goutte refuse toujours de croire à sa première attaque.

Il en est de même de l'homme à qui la flanelle ferait beaucoup de bien.

Il se refusera le plus longtemps possible à en porter... Il y arrivera tout de même, mais dans longtemps, quand ce bienfaisant tissu ne pourra plus être mis en usage que pour combattre la maladie qu'il aurait pu prévenir.

*
* *

La flanelle est le tissu par excellence pour soulager les goutteux, et pour préparer leur guérison.

Ses avantages sont si connus qu'il devrait être inutile d'en parler.

Mais on en profite si peu qu'on ne saurait les rappeller trop souvent à l'attention de tous, car, si tous ne sont pas frappés, beaucoup sont menacés.

La flanelle conserve la chaleur, empêche le refroidissement, absorbe la sueur, et entretient la peau dans une douce et salutaire surexcitation par la friction que les aspérités de son tissu exercent sur nos membres.

*
* *

A propos de flanelle :

Qui se serait jamais douté qu'un jour nous irions cueillir des gilets de flanelle sur les branches résineuses du pin maritime? — Rien n'est plus naturel cependant, car la feuille de ce conifère est composée de filaments d'une extrême ténuité qui peuvent être crêpés, feutrés, tissés et filés. — Mais où est l'avantage de ce tissu ? — M. l'abbé Moigno et M. Payen (de l'Institut) ont prouvé que l'arome des pins convient aux bronches et aux poumons, qu'il guérit les maux de gorge et de poitrine et que ses émanations balsamiques créent une atmosphère bienfaisante qui dissipe les névralgies. Est-ce assez de vertus thérapeutiques (1)?

---

(1) M. Schmidt-Missler, rue Sainte-Anne, 71, a entrepris la fabrication de la flanelle végétale. Réussira-t-il ? — Nous le croyons, car la laine végétale règle le fonctionnement des organes et des viscères par une répartition de la chaleur naturelle et du fluide nerveux qui sont le principe de la vie. — Après la fabrication, la flanelle végétale est douce au toucher ; cependant, les

*
* *

Quand nous avons recommandé aux gout-

---

médecins prescrivent quelquefois de lui conserver une certaine rudesse qui opère sur la peau une friction salutaire. — Les bons résultats obtenus par la flanelle végétale ont été confirmés par les médailles décernées à M. Schmidt Missler par la commission des Expositions universelle de Paris et internationale du Havre.

M. Schmidt-Missler a composé aussi l'*huile éthérée de pin* et *l'extrait de pin*. — Quand la partie du corps affectée de *rhumatisme*, de *goutte*, de *paralysie*, se montre rebelle à l'application de la flanelle, on a recours à la friction de *l'huile éthérée* qui, avec l'emploi de la *ouate végétale*, produit une médication active et décisive. — *L'huile éthérée* convient mieux aux accès de goutte occasionnés par un refroidissement; — *l'extrait de pin* est plus efficace, au contraire, pour les accès dus à un régime alimentaire trop succulent.

teux de prévenir toutes les causes de refroidissement, nous n'avons pas voulu parler seulement de ces transitions subites de température auxquelles nous sommes à toute heure exposés par nos imprudences.

Il est une autre sorte de refroidissement non moins pernicieux que celui d'un coup de vent qui nous surprend dans un moment de grande transpiration.

C'est celui qu'occasionne en nous l'absorption d'un breuvage glacé.

Celui qui, dans un bal, dans une soirée, dans une réunion nombreuse, au milieu d'une atmosphère de 25 à 30 degrés, se laisse aller à l'imprudence, — disons à la gourmandise, — de boire un liquide glacé quel qu'il soit, celui-là boit la mort.

*
* *

Si l'homme, en bonne santé, expose sa vie, dans la circonstance que nous venons de dire, en prenant une glace, le goutteux, lui, est sûr de son fait, il se tue.

*
* *

La meilleure chose à boire dans un bal, quand on est en transpiration, c'est un peu de vin de Bordeaux. C'est moins gai au palais qu'un breuvage rafraîchissant, sans doute, mais c'est tonique et sans danger.

Une excellente chose encore, — mais trop bonne pour être appréciée à sa juste valeur, comme toutes les bonnes choses, — c'est du bouillon froid.

Une autre bonne chose encore, c'est du café, dont les vertus toniques réparent les pertes produites par la transpiration.

Nous sommes bien certain que beaucoup de gens riront de ces conseils. — Prendre autre chose que des glaces dans une soirée! — C'est insensé. Allez voir, le lendemain d'une nuit passée au bal, si le malheureux cloué par la goutte sur son lit de douleur est en train de rire.

*
* *

Les goutteux doivent s'entourer de quelques précautions quand ils prennent un bain. D'abord le bain doit être de courte durée. Les bains alcalins sont réputés utiles, parce que les matières alcalines qu'on y mêle, — telles que les carbonates de potasse, de soude ou le bicarbonate sodique, — activent la circulation capillaire et assouplissent la peau.

Le goutteux doit avoir grand soin de se vêtir plus chaudement le jour qu'il prend un bain.

*
* *

Les frictions sur toutes les parties du corps sont d'un excellent effet, parce qu'elles entretiennent l'activité des fonctions de la peau.

Les frictions humides sont faites avec des eaux aromatiques ou de l'alcool camphré.

Les frictions sèches peuvent se faire avec la main nue, ou au moyen d'une flanelle ou d'une brosse de chiendent à longs brins.

Mais, sèches ou humides, les frictions devront être faites avec rapidité, sans interruption, par tout le corps, jusqu'à ce que la peau soit devenue rouge.

Une heure de repos, couché sur le lit et bien enveloppé dans une couverture de laine, est d'une bonne thérapeutique pour le goutteux.

*
* *

Nous avons entendu préconiser l'emploi des alcalins comme remèdes très-salutaires pour la guérison de *la goutte* et de *la gravelle.*

Ces alcalins sont :

Le bicarbonate de soude ;

L'acide benzoïque ;

Le benzoate de soude ;

Les benzoates de chaux, de magnésie, de potasse, de fer, ou d'ammoniaque.

Tous ces médicaments peuvent-être excellents dans des cas donnés et suivant le tempérament des malades ; mais il est rigoureusement indispensable, avant d'en faire usage, de consulter le médecin, qui seul peut en ordonner l'emploi et en déterminer les doses.

*
* *

Pour donner à l'appareil digestif toute l'énergie qui lui est nécessaire, et par conséquent faciliter le travail de la digestion, les goutteux peuvent prendre fréquemment des infusions de quinquina jaune, de chamædrys, et autres plantes douées de propriétés toniques.

L'emploi de ces plantes exerce une grande et salutaire énergie sur le ressort de la vie. Mais nous recommandons toujours, avant de recourir à l'absorption de toute espèce de médicament, si inoffensif qu'il paraisse être, de prendre l'avis du médecin.

*
* *

Une grande imprudence qui engendre souvent des maladies dont on cherche inutilement la cause, — c'est de quitter trop tôt et de prendre trop tard les vêtements d'hiver.

Il est défendu aux goutteux de vouloir hâter l'arrivée du printemps et de retarder le retour de la froide saison.

*
* *

Un des meilleurs traitements auxquels on puisse conseiller un goutteux de se soumettre serait celui-ci, résumé en une demande et une réponse.

Un riche goutteux, habitué depuis longtemps à un régime trop confortable, mais fatigué de souffrir et désespérant de sa guérison, dit un jour à son docteur, avec l'accent d'un homme décidé à un grand sacrifice :

— Mais que faut-il donc que je fasse pour me débarrasser de ma goutte?

— Vivez avec trois francs par jour, et surtout gagnez-les.

En effet, celui qui travaille de ses mains pour gagner son pain quotidien ne sera jamais goutteux.

*
* *

Il ne faut pas que la goutte soit, pendant un de ses accès, un prétexte pour garder le lit plus longtemps que d'habitude.

Au contraire, dirons-nous, car il y a, dans le sommeil, un ralentissement dans le travail des fonctions de nutrition, et par conséquent une tendance à la formation de l'acide urique, qui est toujours la pierre d'achoppement des goutteux.

Sept heures de sommeil doivent suffire; nous ne prétendons pas cependant qu'il faille réveiller le goutteux qui dort; mais aussitôt qu'il est réveillé, il faut qu'il ait le courage de se jeter en bas de son lit. — Ce brusque mouvement est déjà un moyen de tourmenter la goutte. et c'est toujours par là qu'il faut qu'un goutteux commence sa journée.

*
* *

D'un homme qui a une belle mine on dit vulgairement *qu'il ne se fait pas de bile;* eh bien ! c'est encore ce que nous recommandons aux goutteux : de ne pas se faire de bile. On ne se rend pas bien compte de l'influence du moral sur le physique.

Il est vrai qu'on n'est pas toujours maître de se soustraire aux tribulations de la vie, aux tracas des affaires et aux tempêtes du ménage, mesdames.

*
* *

Un goutteux qui a une bonne femme est à moitié guéri. Pour si peu quelle soit habile, elle lui épargnera beaucoup de ces petits ennuis qui sont pour les goutteux de gros sujets d'irritation.

C'est que quand ils souffrent, ils sont d'un caractère enclin à l'emportement, quand il faudrait qu'ils fussent maîtres d'eux-mêmes.

Nous disons donc qu'une femme habile ne contrariera pas son mari dans un accès de goutte; elle lui cachera, — autant qu'il sera possible et raisonnable de le faire, — les mauvaises nouvelles; elle lui dira au contraire toutes celles qu'elle supposera pouvoir lui être agréables.

Voilà un des cas ou se manifestent le plus efficacement les bons effets de la tranquillité d'esprit.

*
* *

Nous venons de dire qu'il faut que le goutteux soit bien maître de lui, c'est-à-dire qu'il ne se mette pas en colère.

Eh bien, il faut encore, — s'il ne veut pas aggraver la cause de son mal et l'empirer peut-être d'une manière irrémédiable, — il faut surtout qu'il soit maître de lui-

au point de commander à tout désir sensuel qui le solliciterait même avec tyrannie.

En ce cas, résister à la tentation ou y succomber, ce peut être une question de vie ou de mort.

La cause est entendue. — Remise à huitaine.

*
* *

Entre les accès de goutte, il y a des heures de clémence. Ces heures-là sont souvent fatales. Un goutteux se sentant frais, allègre et dispos, aura peut-être la tentation de se dédommager un peu... de profiter... de.....

Mauvaise pensée, s'il s'y arrête; fatale action, s'il s'y laisse aller...

*
* *

Mais alors, s'écriera-t-il, il faudra donc renoncer à tout?

— A tout ce qui peut être nuisible.

Comme circonstance atténuante, il invoquera son âge.

A mon âge, dira-t-il, en interrogeant sa glace?

Son âge ! — Est-ce que l'âge d'un homme date de son acte de naissance?

*
* *

A quoi bon vouloir se tromper soi-même? On peut durer jeune homme très-tard, ou devenir vieillard de très-bonne heure.

Ce n'est pas son miroir qu'il faut consulter pour savoir cela.

*
* *

Et si le goutteux veut être sage, il respectera toujours le résultat de la consultation, — quand même ce résultat devrait être pour lui un sujet d'humiliation...

Ah dame, c'est un sacrifice, mais si la vie en dépend !

*
* *

De tout ce que nous avons écrit dans ce petit livre, faut-il conclure que tous les cas de goutte peuvent être victorieusement combattus par les moyens que nous avons indiqués ?

Non.

Nous n'avons pu parler que du traitement de la goutte en général.

Les formes de la maladie varient suivant les causes qui l'ont déterminée, suivant le tempérament des sujets, suivant leur âge, leurs habitudes.

L'application du remède doit donc varier aussi.

Mais qui sera juge du choix du médicament et de l'opportunité de son application?

Le médecin.

Toujours le médecin? — Mais sans aucun doute; le médecin qu'on oublie quand on se porte bien.

Si on se contentait de l'oublier!

Mais on trouve plaisant d'en médire un peu.

Pourquoi donc les railleurs l'appellent-ils quand le mal vient les surprendre?

C'est une vilaine chose que l'ingratitude.

*
* *

A propos de médecins, une observation. Il y a de grands médecins ; on les appelle les princes de la science. — Nous n'y voyons pas d'inconvénient. C'est un titre qu'ils ont gagné, mérité, obtenu après de longues années d'exercice.

Mais les autres, ceux dont la réputation n'a pas franchi les limites du cercle de leur clientèle, parce qu'une circonstance particulière, exceptionnelle, ne les a pas révélés à la société, sont-ils moins bons médecins?

*
* *

Le meilleur médecin, pour nous, est celui qui connaît notre tempérament, notre caractère, nos habitudes; celui qui, sachant notre origine, peut déduire de ses observations que nous pouvons porter en nous, par un triste droit d'hérédité, le germe de telle maladie; enfin, le meilleur médecin pour nous, c'est le médecin de la famille, celui qui nous a vus naître et grandir, qui nous a suivis chaque jour dans le chemin de la vie, qui a été témoin de nos défaillances et qui, connaissant le fort et le faible de notre constitution, peut nous soigner suivant les ressources organiques qu'il nous connaît et que lui seul peut connaître.

*
* *

Dans certains cas, on appelle un grand médecin.

Ce grand médecin devine, — supposons-le, — la nature de la maladie pour laquelle on a recours à son savoir, — soit.

Mais connaît-il le tempérament de son malade ; connaît-il la cause de sa maladie ;

sait-il si dans le passé de son malade il n'y a pas eu une imprudence, un accident de jeunesse, un vice de sang, qui a laissé dans son individu un germe de désorganisation?

Non.

Que fait-il alors ? Il interroge son malade qui souvent, presque toujours, par défaut de mémoire, quelquefois par un sentiment de fausse honte, se refuse à une confession sincère et ne lui dit que la moitié de ce qu'il devrait lui révéler.

Le médecin de la famille n'a pas besoin d'interroger, il sait tout, il peut tout faire.

*
* *

Il peut tout faire, disons-nous, mais dans les limites du possible ; — et ce possible est riche en ressources, car, sachant par l'étude de son sujet et non par une simple appréciation du moment, la cause de la maladie, il peut la combattre avec connaissance, sans rien laisser au hasard.

Ce qu'il ne peut pas faire, lui, un grand médecin, un prince de la science ne le fera pas non plus : — c'est de ralentir pour son malade la marche du temps ; c'est d'empêcher l'usure des organes par le long exercice de la vie; c'est de faire enfin que l'homme reste toujours dans la force de l'âge et la plénitude de ses facultés.

Ayons donc confiance dans le médecin de notre enfance; car si un homme pouvait être Dieu sur la terre, ce serait le médecin de la famille.

Parmi les moyens thérapeutiques employés pour rendre aux goutteux le libre exercice de leurs mouvements, nous citerons :

Les fumigations de benjoin qui, provoquant d'abondantes sudations, diminuent et quelquefois font disparaître le gonflement des membres, qui reprennent alors leur exercice ; *les bains de vapeurs* qui rendent à la peau ses fonctions et aux tissus leur solidité; *le massage* qui, sous l'attouchement énergique d'une main exercée, imprime à la circulation du sang plus d'activité, à la peau une grande souplesse, aux muscles une élasticité vigoureuse.

A la suite de ces pratiques, il n'est pas rare de voir les goutteux recouvrer le libre exercice de leurs mouvements.

*
* *

Tous les bains conviennent aux goutteux;

qu'ils soient simples ou composés, chauds ou tempérés, ils rafraîchissent le corps et calment la surexcitation nerveuse.

Quant aux bains froids, ils ne présenteraient peut-être pas d'inconvénient, si le goutteux pouvait faire ce que font, dans leur baignoire, les personnes qui se livrent à l'hydrothérapie ; — elles battent l'eau avec tant d'ardeur qu'elles finissent par s'échauffer comme si elles prenaient un bain tiède...

Un goutteux n'en viendrait pas à bout.

*
* *

Après chaque fumigation, une friction à

rouge; après chaque bain, un massage à pleine main ; et, après tout cela, un bon vêtement bien chaud qui préserve du froid et de l'humidité la peau devenue plus sensible aux intempéries de l'atmosphère.

*
* *

Qu'on ne dise pas en sortant du bain : Il fait chaud, à quoi bon se couvrir ?

L'air du dehors, quel que soit le degré de chaleur indiqué au baromètre, est toujours plus frais que celui de la chambre de bain.

C'est la transition qui est dangereuse.

D'ailleurs on n'attrape pas mal à avoir un

peu trop chaud; on peut tomber malade à n'avoir qu'un peu froid.

Règle générale : Il faut mieux suer que trembler.

*
* *

La natation est un des exercices les plus salutaires et les plus attrayants de la gymnastique.

Mais que les goutteux y prennent garde! — ils sont sujets aux *crampes*, dont le caractère est une contraction convulsive de certains muscles. Cette contraction qui se manifeste subitement est très-douloureuse ;

et la conséquence de la douleur qu'elle occasionne est de paralyser le membre qui en est atteint : ordinairement c'est la jambe.

Un homme en bonne santé, dans la plénitude du libre exercice de ses mouvements, peut, s'il est pris d'une crampe, en pleine eau, couler au fond... et y rester.

Que devra faire le goutteux?

Nous lui conseillons de ne pas faire le brave ou l'imprudent et de ne se risquer que dans le petit bain.

*
* *

RÉSUMONS.

La goutte a deux causes :

Les causes naturelles qui sont : *la prédisposition*, c'est-à-dire *l'hérédité* et *la constitution goutteuse* ;

Les causes occasionnelles qui sont : *le défaut d'exercice ; la trop bonne chère ; — les refroidissements ; — l'excès de préoccupations morales et des travaux d'esprit.*

*
* *

L'hérédité n'est pas un cas absolu de transmission de maladie.

Cependant les enfants, respirant le même air que leurs parents et vivant de la même nourriture, sont exposés aux mêmes causes de maladie dont ces parents peuvent porter le germe.

Mais deux enfants, issus de mêmes père et mère atteints de la goutte, peuvent, n'ayant ni les mêmes goûts ni les mêmes inclinations, mener une vie différente ; — alors l'un pourra échapper à la maladie originelle et l'autre en être atteint; — ce sera le résultat du tempérament que chacun d'eux se sera fait par le régime auquel il se sera soumis.

*
* *

La constitution goutteuse est une prédisposition naturelle qui se manifeste par un corps robuste, des muscles puissants, une large poitrine, un gros appétit et un ventre proéminent.

*
* *

Le défaut d'exercice est une infraction à la loi naturelle. L'homme a besoin d'exercice pour stimuler le travail de la nutrition et donner de l'activité à la circulation du sang.

La vie sédentaire produit l'effet contraire.

*
* *

La bonne chère, passée à l'état de régime

quotidien, est une superfluité, un luxe exagéré dans la nature et la quantité d'aliments nécessaire à l'entretien de la vie. Cet excédant de nourriture provoque une surabondance d'acide urique, dont une partie seulement est éliminée par les pertes de notre économie; l'autre partie reste dans le sang; — c'est l'origine de la goutte. L'homme doit proportionner la quantité d'aliments qu'il absorbe aux pertes qu'il éprouve. S'il absorbe plus qu'il ne dépense, l'équilibre est dérangé.

Les enfants n'ont jamais la goutte, parce que s'ils mangent beaucoup, ils agissent et dépensent beaucoup aussi à cause de la pétulance de leur âge et de l'exercice qu'ils se donnent.

*
* *

Les refroidissements suppriment subitement les fonctions transpiratoires de la peau ; l'acide urique n'étant plus éliminé reste dans le sang, dont il corrompt la composition ; la goutte est la conséquence fatale de cette décomposition.

*
* *

Les préoccupations morales et *les travaux*

d'esprit trop prolongés troublent les fonctions nutritives et le travail de la digestion, et deviennent une prédisposition aux accès de goutte que le défaut d'exercice et de distraction finit par déterminer.

*
* *

Nous avons résumé les causes de la goutte. Voici le traitement qui peut en prévenir les germes, diminuer la fréquence et la gravité de ses attaques, et rendre aux malades le libre exercice de leurs mouvements :

Empêcher, par l'adoption régulière d'une

nourriture, — excellente, si on veut, mais sans surabondance ; — par un exercice bien calculé, mais sans exagération ; par une grande tranquillité d'esprit et une continence absolue, *la formation* de *l'acide urique*, dont *l'excès* engendre des dépôts dans les articulations des goutteux et dans les calculs urinaires ;

Maintenir l'acide urique en dissolution, dans le sang, par l'emploi d'alcalins dont les quantités devront toujours être indiquées par le médecin ;

Faciliter l'élimination de l'acide urique, par l'absorption de substances diurétiques pour précipiter les sécrétions urinaires et de substances sudorifiques pour augmenter la transpiration ;

Fortifier l'organisme pour empêcher

l'acide urique de se reproduire, en employant des infusions de plantes toniques dont la propriété est de donner de l'énergie à l'appareil digestif.

*
* *

Il sera toujours prudent de consulter le médecin de la famille sur la nature et la quantité de substances à prendre.

*
* *

Il faut bien l'avouer, la guérison de la goutte est chose difficile.

Très-difficile, quand on ne fait que la moitié de ce que l'on doit faire, ou qu'on s'arrête à mi-chemin dans le cours du traitement.

*
* *

On en guérit pourtant de cette terrible maladie.

Écoutez Loubet : « Un riche Allemand, grand, fort et robuste, vivait dans l'abondance de toutes les choses qui flattaient ses goûts, sa sensualité et ses inclinations : une maison immense, un nombre infini de domestiques, une table fine et délicate, la mollesse enfin et l'oisiveté la partageaient. Il eut la goutte, et ce fut si vivement *qu'il en fut noué*. Les souffrances vinrent altérer les douceurs de cette vie voluptueuse; il ne pouvait marcher sans secours, criait jour et nuit, et faisait des remèdes d'autant plus inutiles *qu'il ne voulait rien changer à ses aliments*. Mais un revers de fortune fut son seul médecin. Plusieurs banqueroutes se déclarèrent; d'autres accidents survinrent; en un mot, il passa, presque dans un instant, de la plus fastueuse opulence à l'indigence la plus cruelle. Il fallut par force *vivre avec sobriété* et *se donner quelque mouvement.* Il quitta la ville pour aller gagner sa vie à la campagne; il s'accoutuma insensiblement, par nécessité, au travail. Enfin, *il guérit* non-seulement *de la goutte,* qui avait altéré son tempérament, mais encore il reprit l'agilité et la santé dont il avait joui. »

*
* *

Un autre exemple du même auteur : « Un jeune homme de vingt-cinq ans, était de la grosseur la plus énorme dont on puisse se faire idée. Il était fils unique, riche, et eut une attaque de goutte qui l'effraya. Il prit son parti et chercha son remède dans l'exercice.

Le lundi, il jouait à la paume pendant trois ou quatre heures de la matinée;

Le mardi, il donnait le même temps à jouer au mail;

Le mercredi, il allait à la chasse;

Le jeudi, il montait à cheval;

Le vendredi, il faisait des armes;

Le samedi, il allait à pied à une de ses terres, éloignée d'environ trois lieues;

Le dimanche, il en revenait à pied.

Le remède fut si bon qu'au bout d'un an et demi, il se trouva d'une taille très-ordinaire. Il se maria. — Il a conservé ses exercices, et d'une masse presque informe, il fit un homme dispos et vigoureux, *exempt de la goutte* et jouissant d'une parfaite santé. »

*
* *

Vous voyez bien, goutteux, que votre guérison dépend de la force de votre volonté et de la durée de votre persévérance.

FIN.

CLICHY. — Impr. M. LOIGNON. PAUL DUPONT et Cie.,
rue du Bac-d'Asnières, 12.

www.ingramcontent.com/pod-product-compliance
Ingram Content Group UK Ltd.
Pitfield, Milton Keynes, MK11 3LW, UK
UKHW020251220726
13923UKWH00002B/892

9 782019 258955